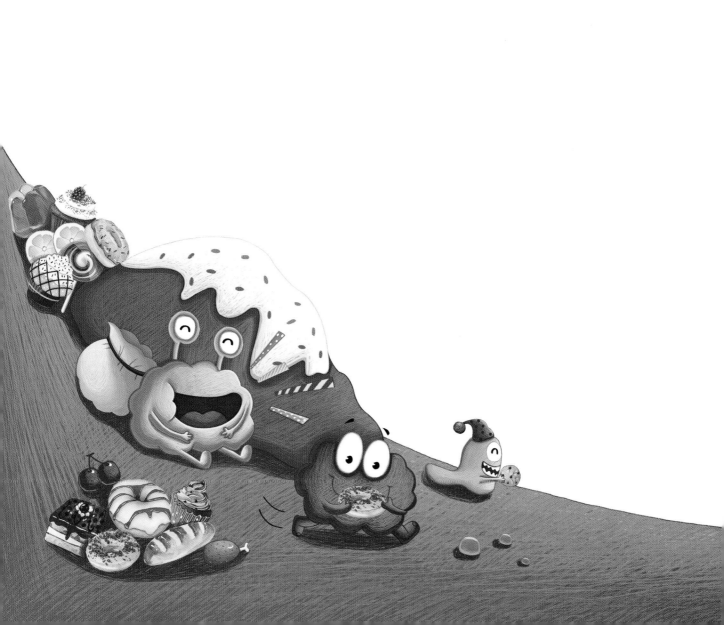

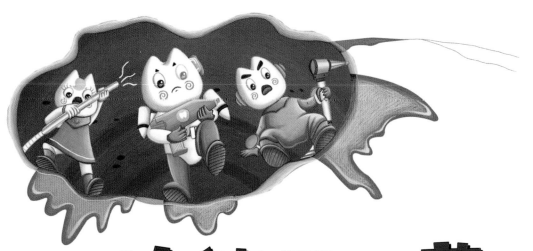

捣毁牙细菌的
安乐窝

台保军　蒋楚剑 / 主编　刘 畅 / 著　一超惊人文化 / 绘

长江出版传媒 | 长江少年儿童出版社

图书在版编目（CIP）数据

捣毁牙细菌的安乐窝 / 台保军，蒋楚剑主编 ；刘畅
著. 一 武汉 ： 长江少年儿童出版社，2022.6
（牙牙精灵健康科普绘本）
ISBN 978-7-5721-2483-9

Ⅰ．①捣…Ⅱ．①台…②蒋…③刘…Ⅲ．①口腔一
保健一儿童读物 Ⅳ．①R780.1-49

中国版本图书馆CIP数据核字(2022)第051570号

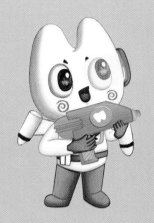

DAOHUI YA XIJUN DE ANLEWO

捣毁牙细菌的安乐窝

出品人：何龙　**总策划**：何少华　傅篪　**执行策划**：罗曼

责任编辑：罗曼　陶正英　**责任校对**：邓晓素

装帧设计：一超惊人文化

出版发行：长江少年儿童出版社　**业务电话**：027-87679199

督印：邱刚　**印刷**：湖北恒泰印务有限公司

经销：新华书店湖北发行所　**版次**：2022年6月第1版　**印次**：2022年6月第1次印刷

书号：978-7-5721-2483-9

开本：787毫米×1260毫米　1 / 20　**印张**：2　**定价**：35.00元

院 士 寄 语

　　口腔健康是全身健康的重要组成部分，口腔疾病会直接或间接地影响儿童的身心健康。党和政府十分重视儿童的健康，国务院发布的《中国儿童发展纲要（2021—2030年）》特别强调了"儿童与健康"。《牙牙精灵健康科普绘本》的出版恰逢其时。

　　由武汉大学台保军教授带领的科普专家团队，在口腔健康科普领域辛勤耕耘多年，硕果累累，《牙牙精灵战队》动画片就是其重要成果之一。这套历时3年，以动画片内容为基础，精心创作、反复打磨的儿童口腔健康科普绘本，是为中国儿童量身打造的全方位护牙攻略。它以生动有趣的儿童语言，活泼可爱的漫画形象，让家长和孩子在趣味阅读中共同学习儿童口腔保健知识，自觉维护口腔健康。"上医治未病"，这正是作者团队身为一线口腔医生的理想与追求。

張志願

中国工程院院士

遇到口腔问题，请呼叫牙牙精灵战队

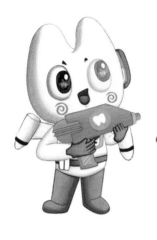

牙牙队长

牙牙精灵战队队长，帅气机智，无论遇到什么口腔问题，他总能带领战队队员成功化解。高压水枪是他的战斗法宝，具有多种模式和功能，既能发射强力波，又能发射激光。

壮牙牙

牙牙精灵战队成员，热爱运动，身强体壮，与细菌作战毫不畏惧，但偶尔有些冒失。他车技一流，能驾驶多种车辆；身怀"强力回旋踢"等独门绝技。

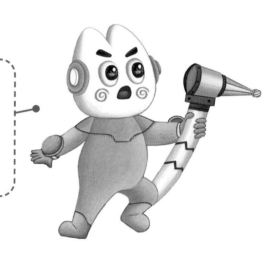

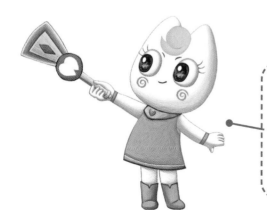

美牙牙

牙牙精灵战队成员，聪明可爱，有一点臭美。美牙棒是她的秘密武器，美牙棒既能散发具有安抚作用的柔光，又能散发具有破坏力的强冷光。

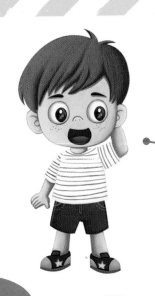

安安

5 岁男孩，到爷爷奶奶家过完暑假后，牙齿里出现了一个黑洞，于是向牙牙精灵战队求助。

细菌家族

以食物残渣为食，快乐地生活在牙齿没刷干净的小朋友的口腔里。他们经常调皮捣蛋，制造酸水等腐蚀性物质，破坏小朋友的牙齿。

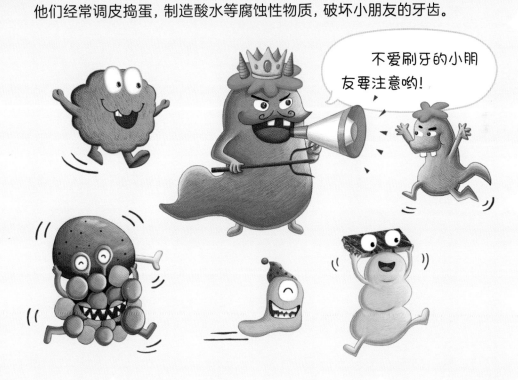

在爷爷奶奶家过暑假真开心。爷爷奶奶似乎有一个美食大宝箱，果汁软糖、棉花糖、巧克力、薯片、小蛋糕、小面包……应有尽有。安安每天都可以敞开肚皮吃！

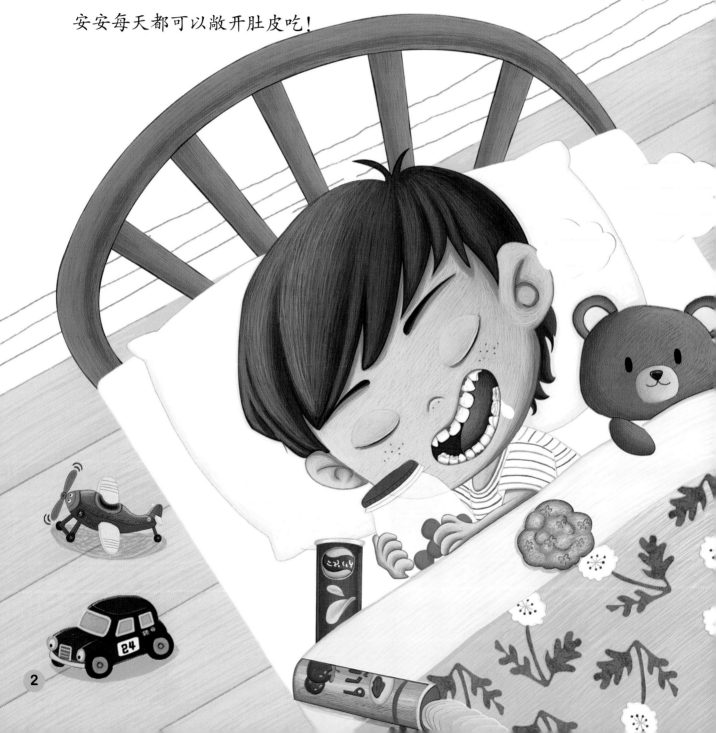

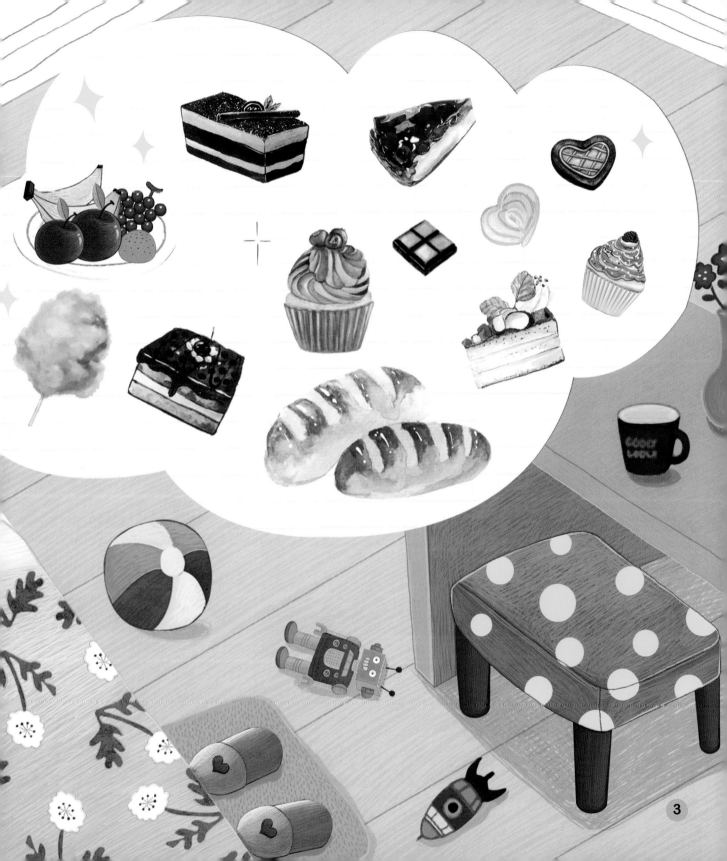

3

回家后，有一天安安吃饭时，突然觉得牙齿里面卡了东西，怎么都抠不出来。他难受得哇哇直哭。

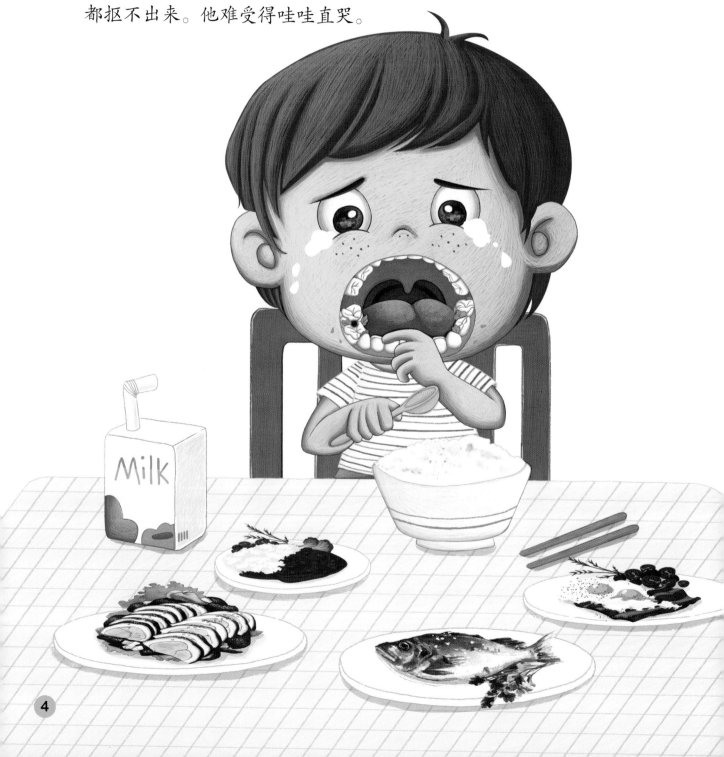

妈妈让安安张开嘴，发现他的牙齿上有个很大的洞，洞里黑乎乎的。妈妈赶紧呼叫牙牙精灵战队。

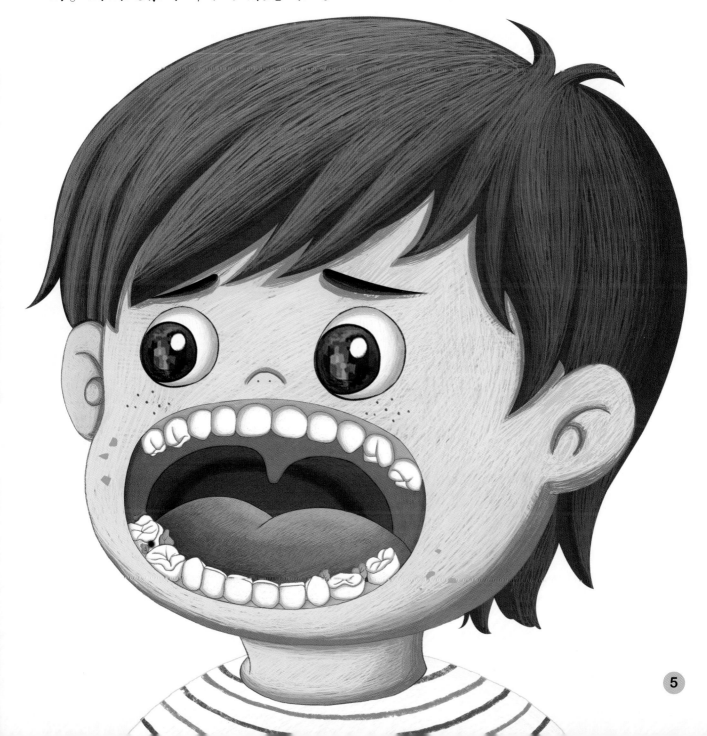

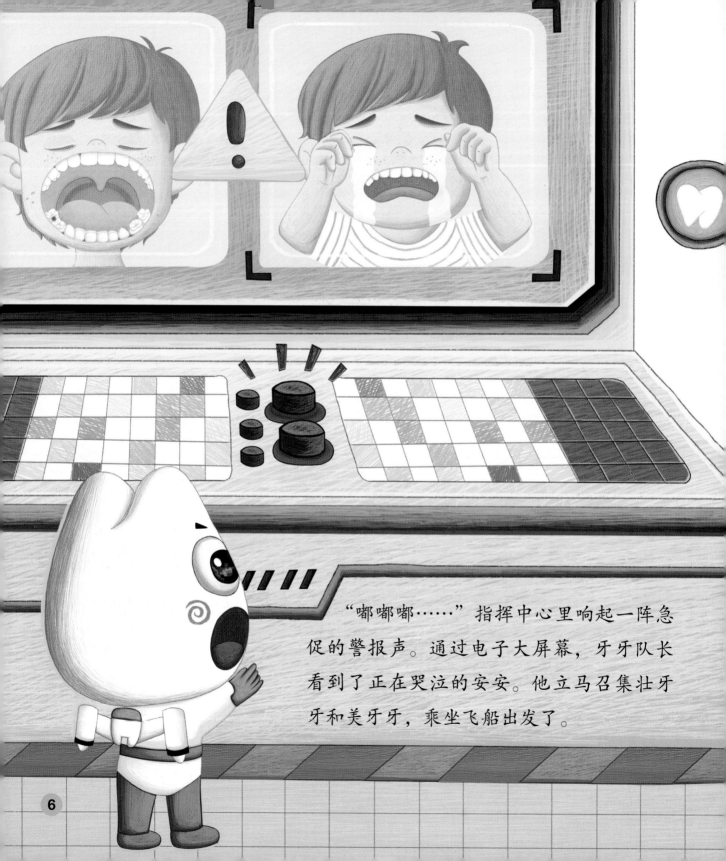

"嘟嘟嘟……"指挥中心里响起一阵急促的警报声。通过电子大屏幕，牙牙队长看到了正在哭泣的安安。他立马召集壮牙牙和美牙牙，乘坐飞船出发了。

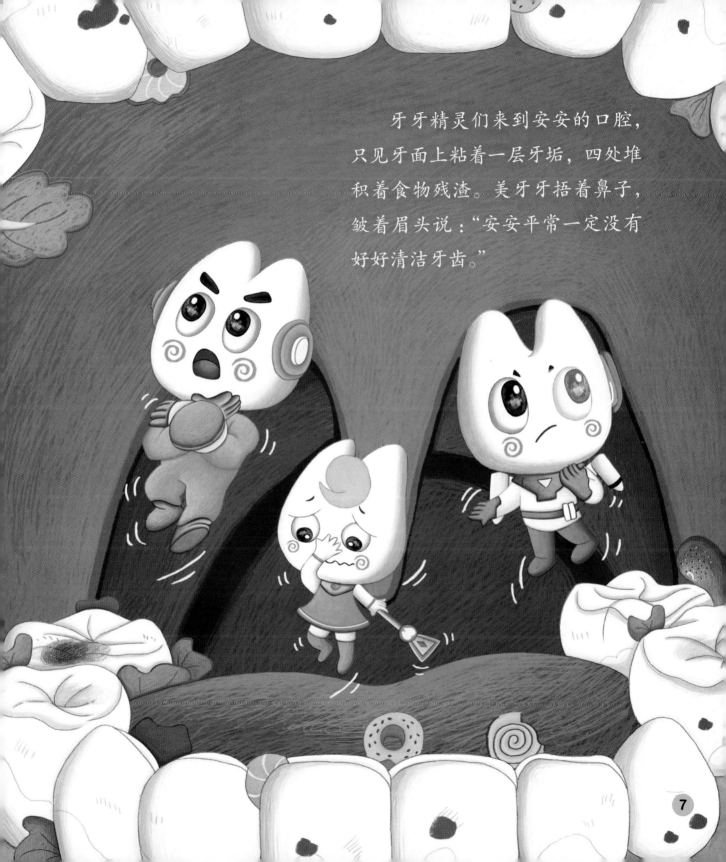

牙牙精灵们来到安安的口腔，只见牙面上粘着一层牙垢，四处堆积着食物残渣。美牙牙捂着鼻子，皱着眉头说："安安平常一定没有好好清洁牙齿。"

7

壮牙牙拿出放大镜仔细寻找细菌藏匿的窝点，一不小心踩到了一块滑溜溜的果冻，掉进了黑洞，情急之下壮牙牙抓住了悬挂在洞口的菜叶。

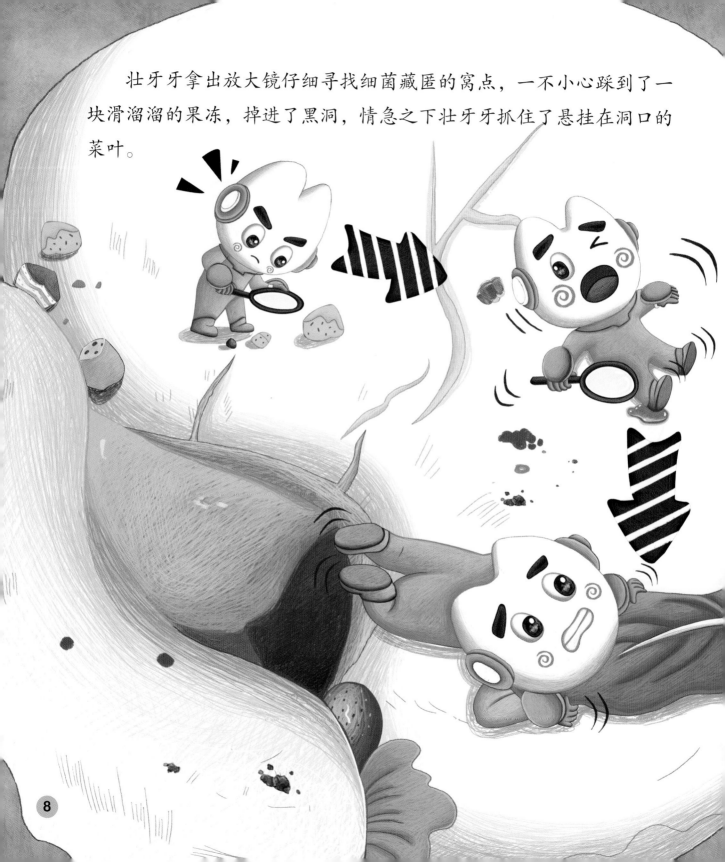

牙牙队长和美牙牙忙赶来救壮牙牙，发现这正是让安安塞牙的黑洞。洞里还传出奇怪的声音。牙牙精灵们决定进入黑洞，查看一番。

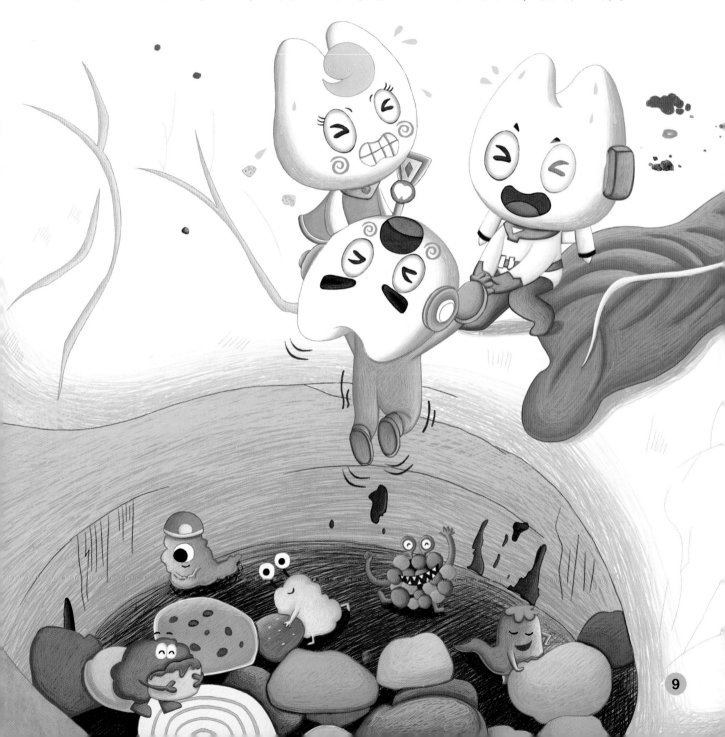

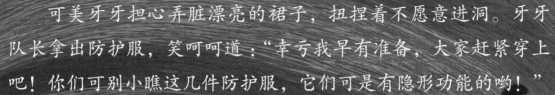

可美牙牙担心弄脏漂亮的裙子，扭捏着不愿意进洞。牙牙队长拿出防护服，笑呵呵道："幸亏我早有准备，大家赶紧穿上吧！你们可别小瞧这几件防护服，它们可是有隐形功能的哟！"

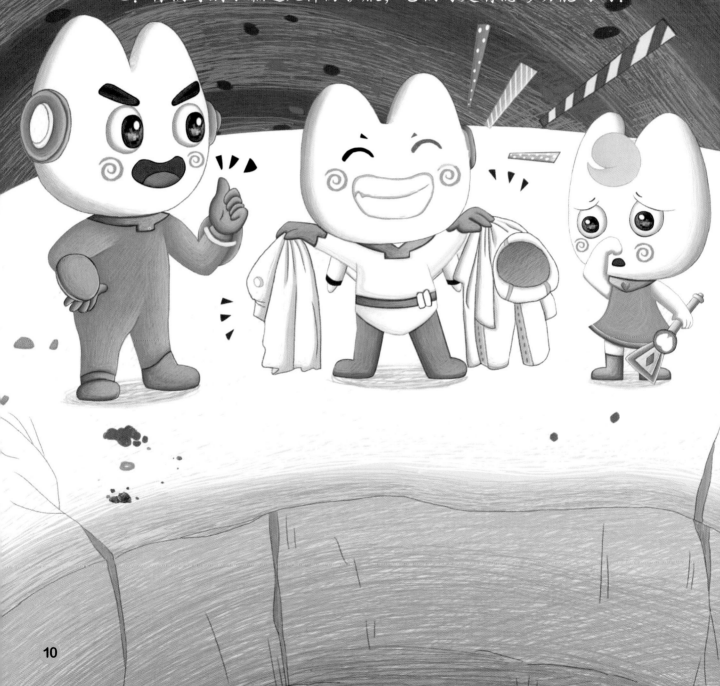

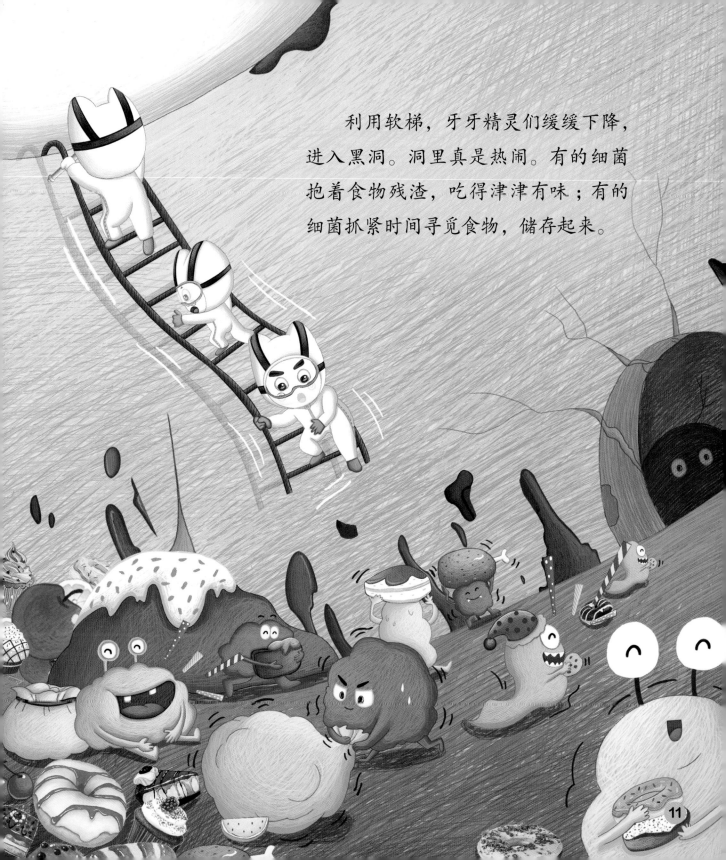

利用软梯，牙牙精灵们缓缓下降，进入黑洞。洞里真是热闹。有的细菌抱着食物残渣，吃得津津有味；有的细菌抓紧时间寻觅食物，储存起来。

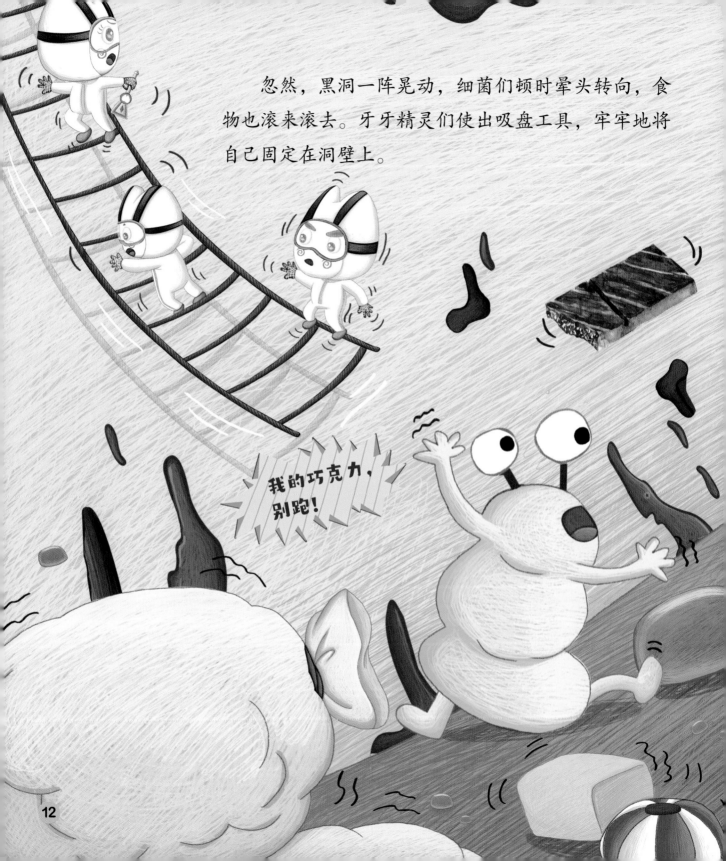

忽然，黑洞一阵晃动，细菌们顿时晕头转向，食物也滚来滚去。牙牙精灵们使出吸盘工具，牢牢地将自己固定在洞壁上。

我的巧克力，别跑！

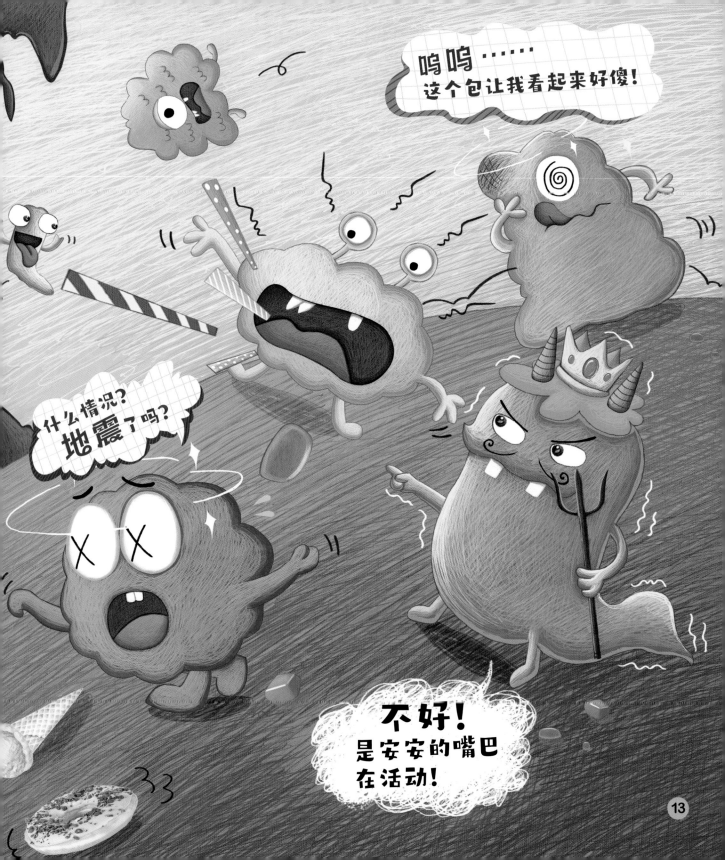

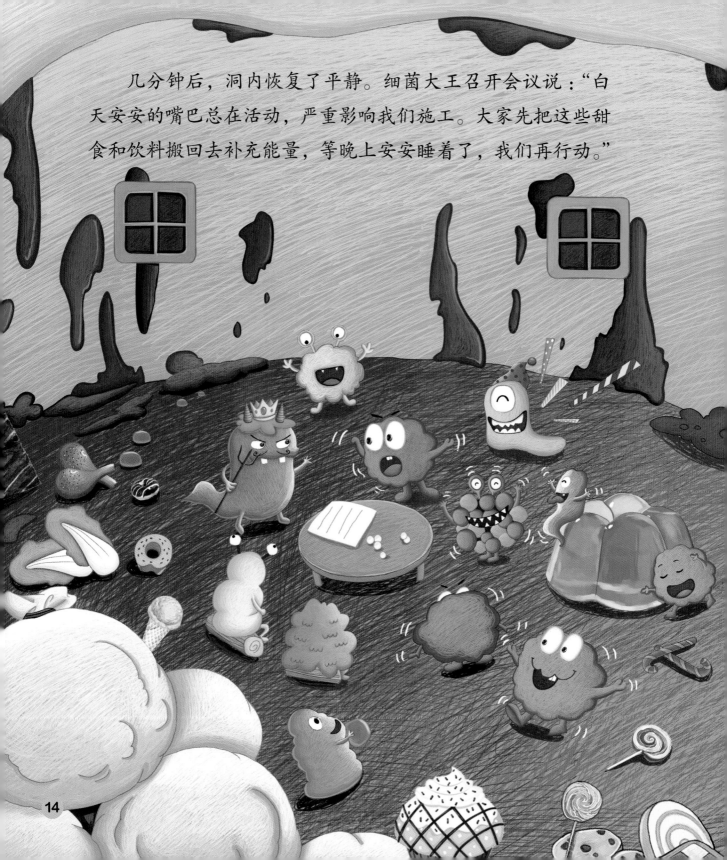

几分钟后，洞内恢复了平静。细菌大王召开会议说："白天安安的嘴巴总在活动，严重影响我们施工。大家先把这些甜食和饮料搬回去补充能量，等晚上安安睡着了，我们再行动。"

14

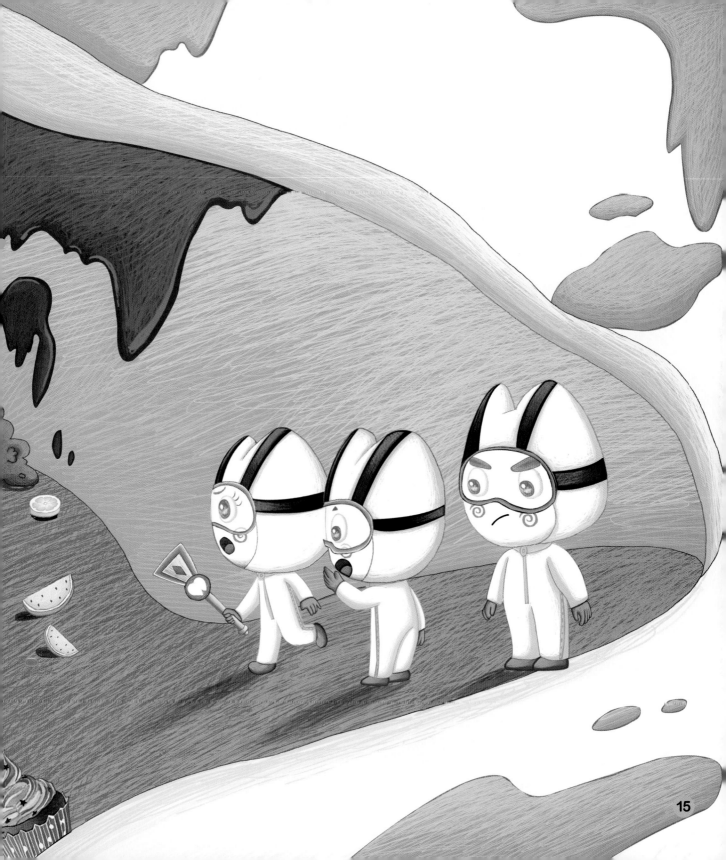

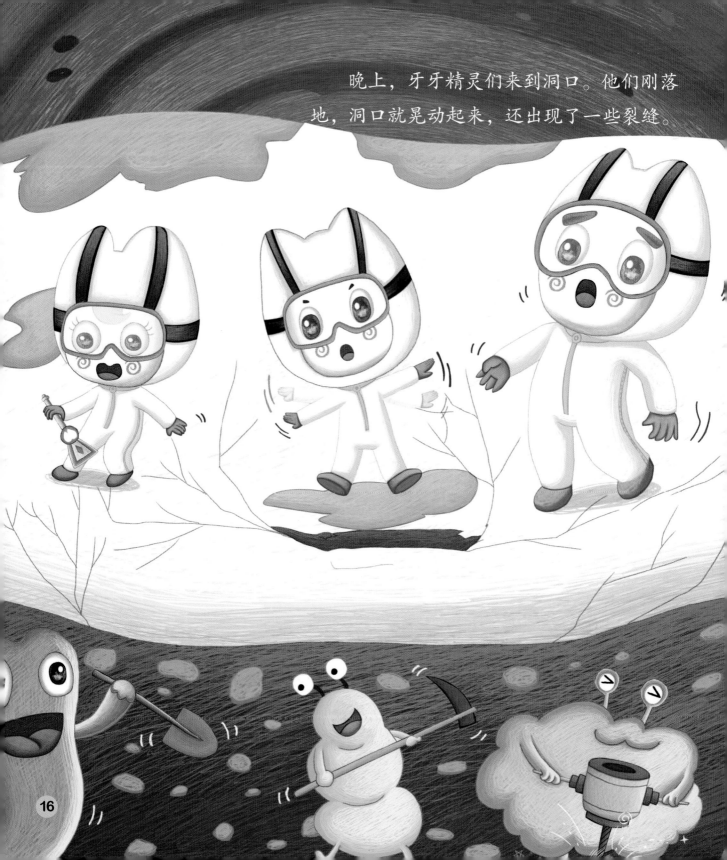

晚上，牙牙精灵们来到洞口。他们刚落地，洞口就晃动起来，还出现了一些裂缝。

牙牙队长担忧地说："看来这颗牙齿内部已经被酸腐蚀成空心状了，随时可能塌陷。"

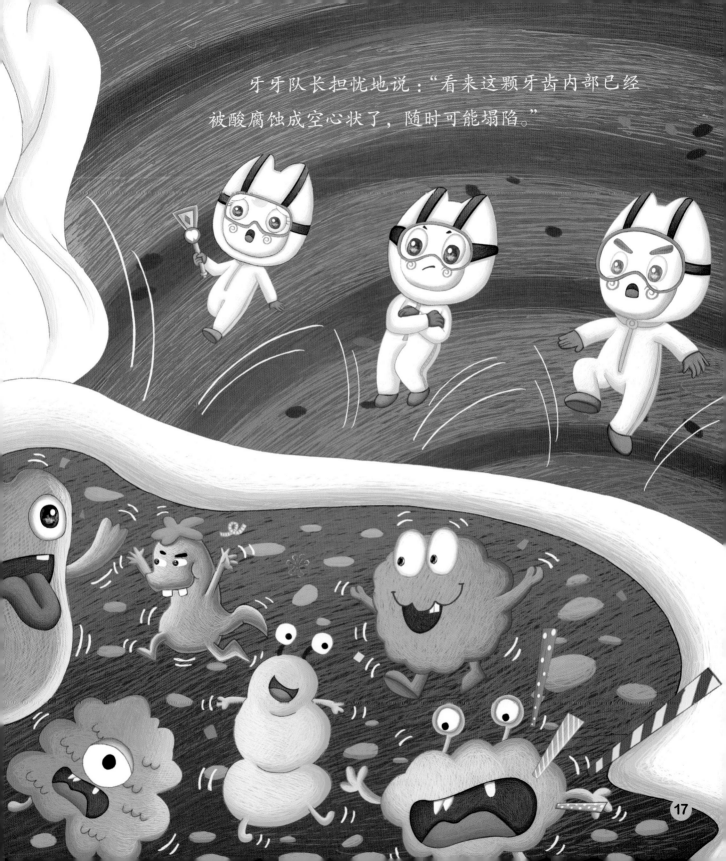

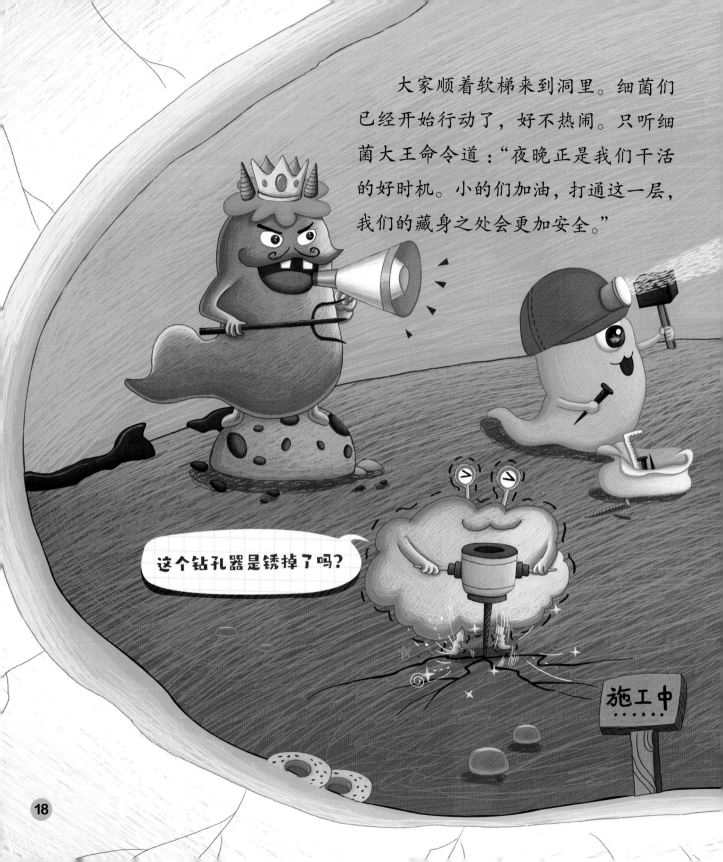

大家顺着软梯来到洞里。细菌们已经开始行动了，好不热闹。只听细菌大王命令道："夜晚正是我们干活的好时机。小的们加油，打通这一层，我们的藏身之处会更加安全。"

这个钻孔器是锈掉了吗？

施工中

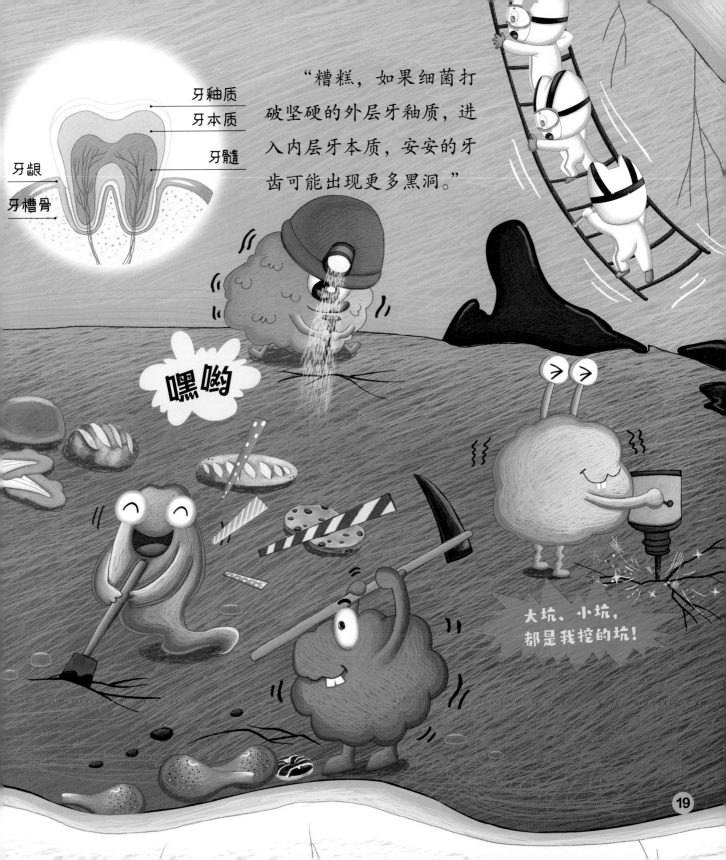

牙釉质
牙本质
牙髓
牙龈
牙槽骨

"糟糕，如果细菌打破坚硬的外层牙釉质，进入内层牙本质，安安的牙齿可能出现更多黑洞。"

嘿哟

大坑、小坑，都是我挖的坑！

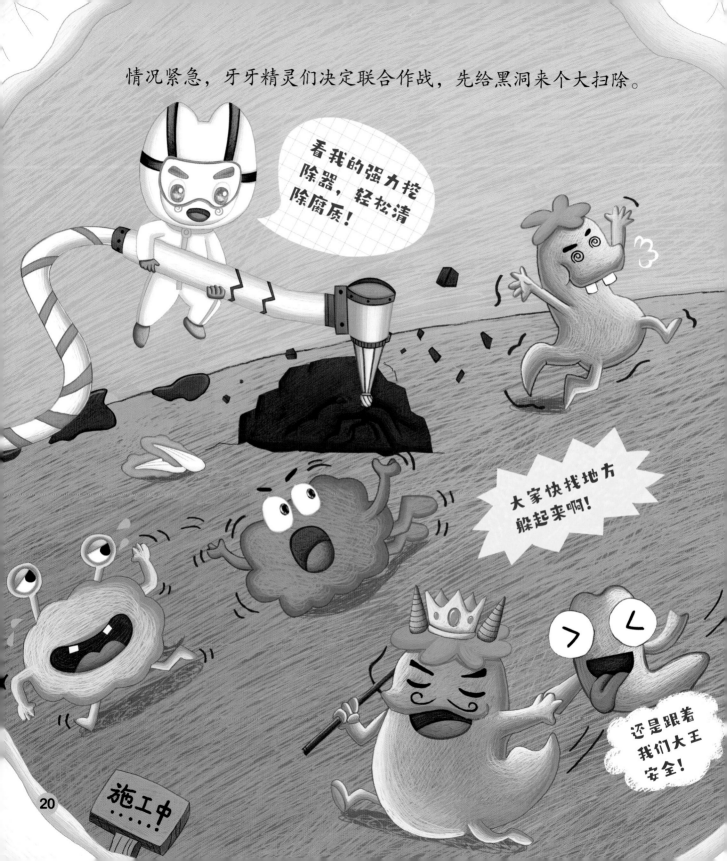

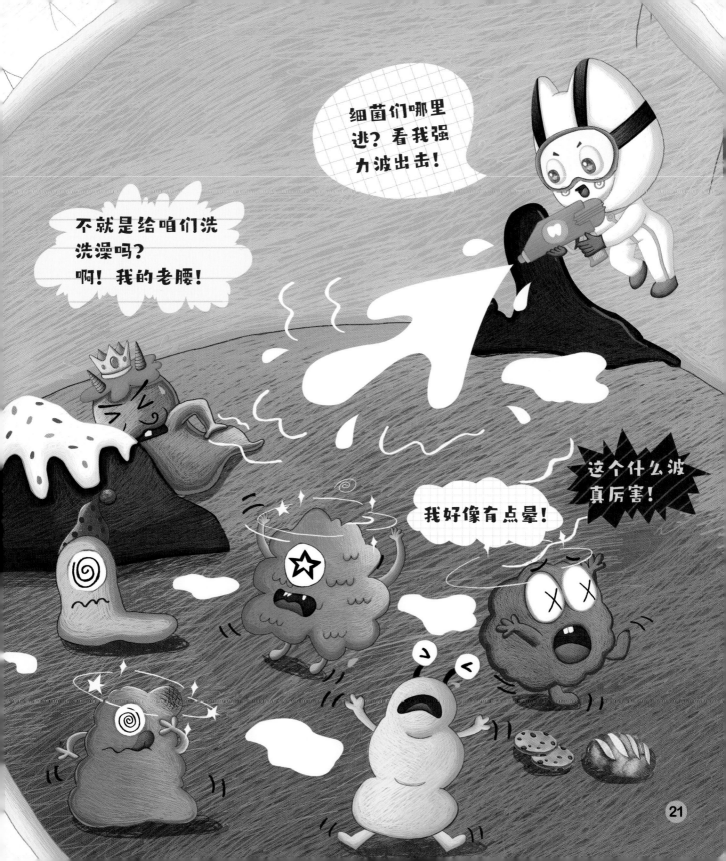

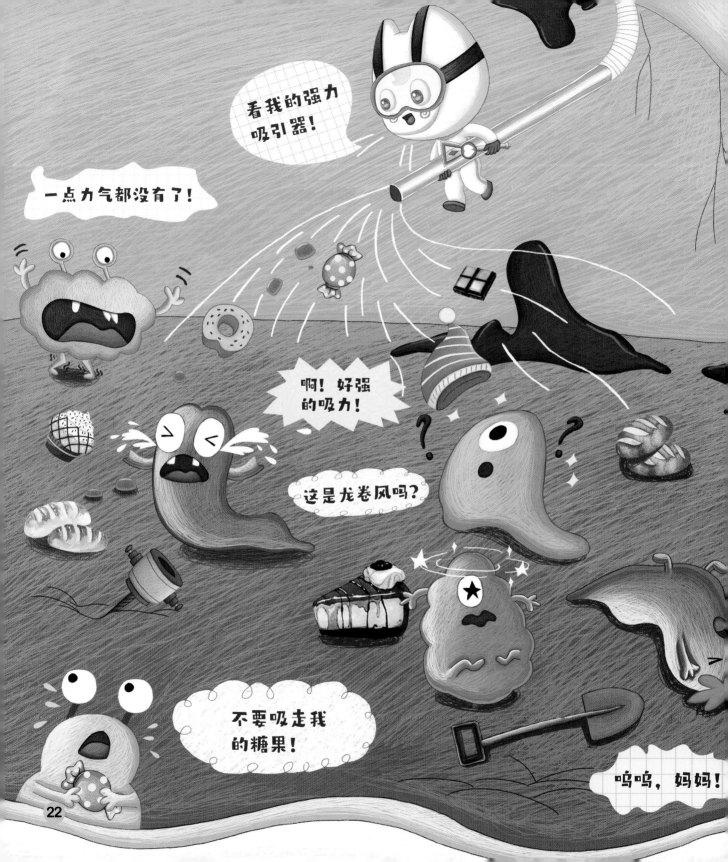

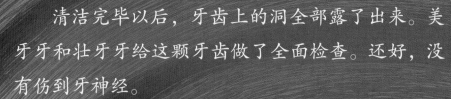

清洁完毕以后，牙齿上的洞全部露了出来。美牙牙和壮牙牙给这颗牙齿做了全面检查。还好，没有伤到牙神经。

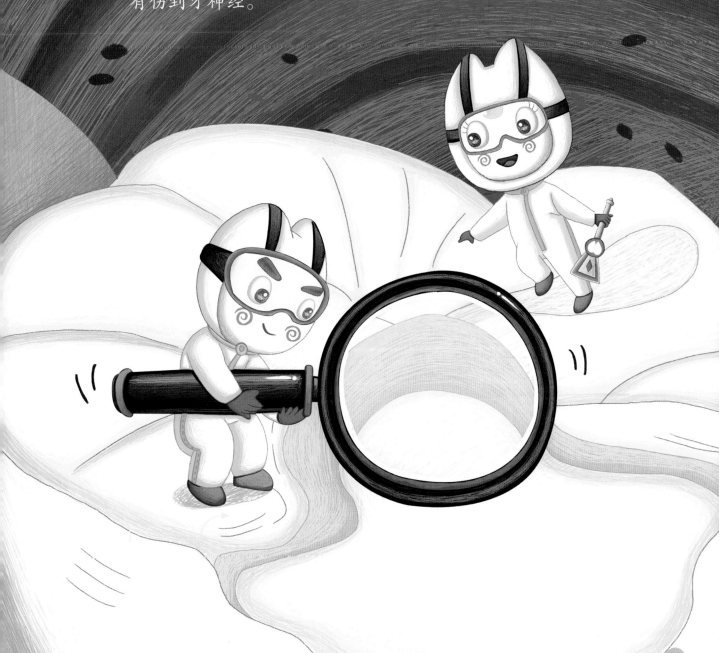

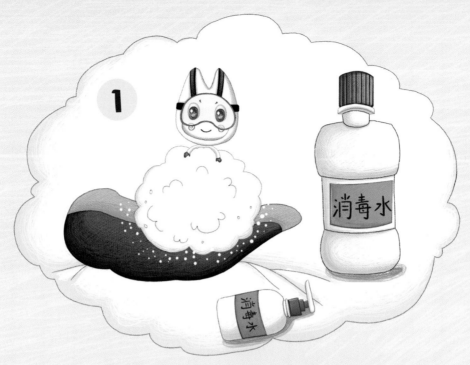

紧接着，牙牙队长用消毒水给窝洞消毒。

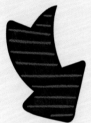

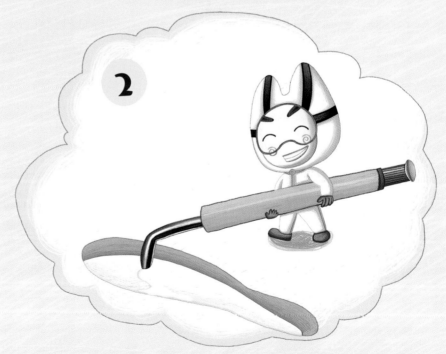

壮牙牙用超能填充枪挤出材料填充到窝洞中。

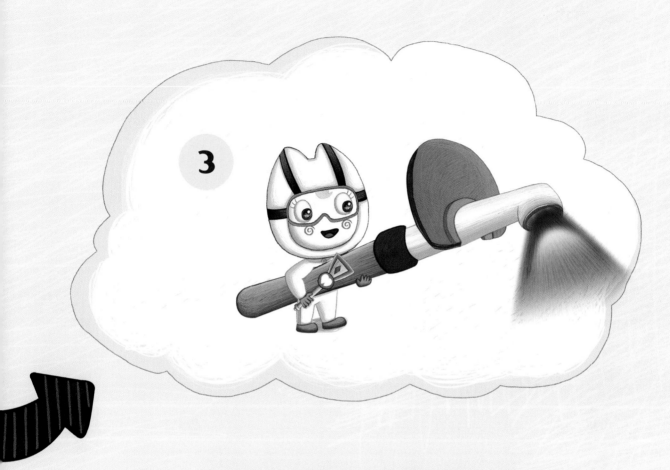

美牙牙用美牙凝灯加固整个窝洞。

大功告成，窝洞全补好了。这颗牙齿
变得像以前一样坚固了。

"谢谢你们，牙牙精灵！有烂牙真难受！"安安十分感谢牙牙精灵们。他好奇地问道，"但妈妈说，我的小乳牙都是会换的，不需要治疗，是吗？"

牙牙队长认真地说："乳牙的健康往往被很多家长忽视，要知道，乳牙烂了危害无穷。"

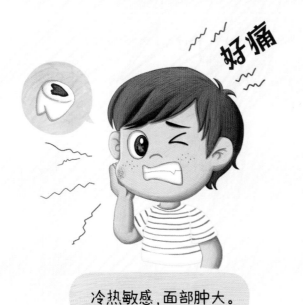

好痛

冷热敏感，面部肿大。

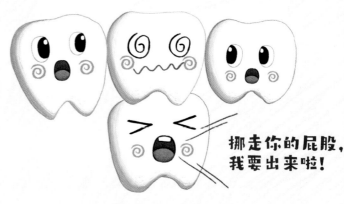

挪走你的屁股，我要出来啦！

影响恒牙的萌出和面部骨骼的生长发育。

不完整的门牙会影响发音的准确性。

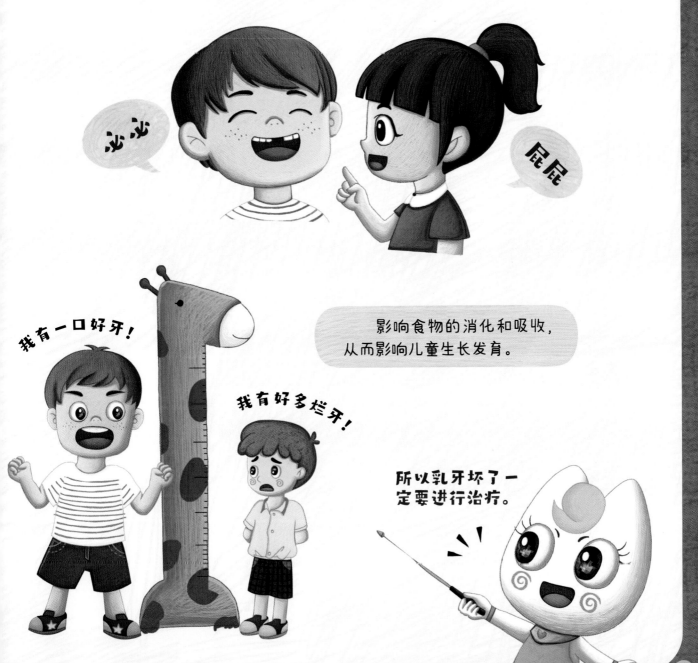

影响食物的消化和吸收，从而影响儿童生长发育。

所以乳牙坏了一定要进行治疗。

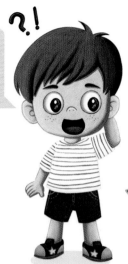

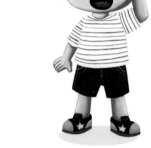
"那怎样才不会烂牙呢？"

"看看下面的爱牙行动吧！以后守护牙齿的任务，就交给你和妈妈啦！"

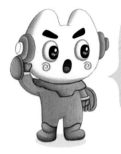
"细菌随时可能卷土重来，一定不要放松警惕！"

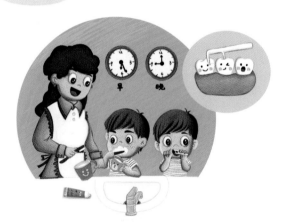

● 早晚刷牙，使用牙线

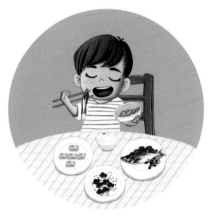

● 合理饮食，限糖减酸

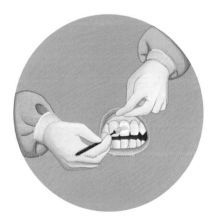

● 窝沟封闭，牙齿涂氟

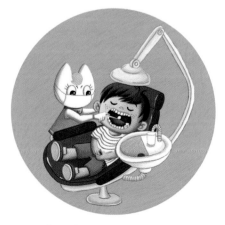

● 定期检查，早防早治

游戏时间

考考你！小朋友们，想成为护牙小卫士吗？快来闯关吧！

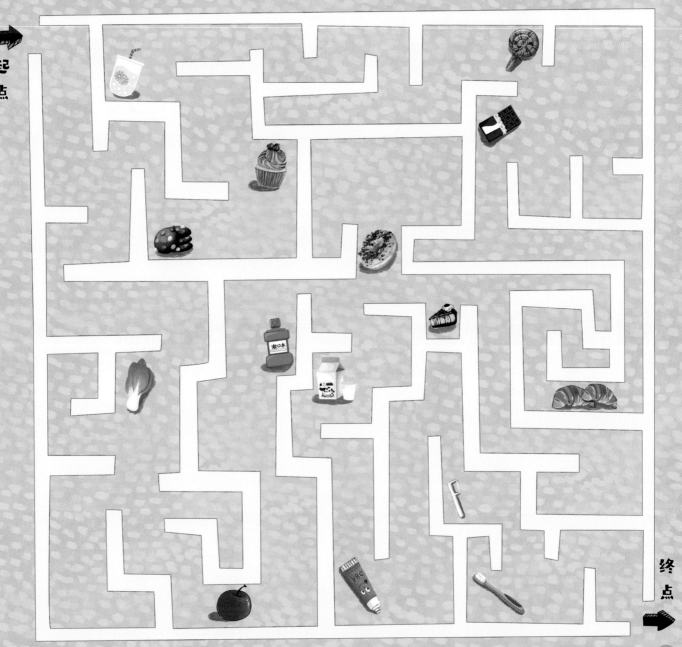

起点

终点

*闯关说明:沿着对牙齿有益的食物或者工具,能更快找到出口哟!

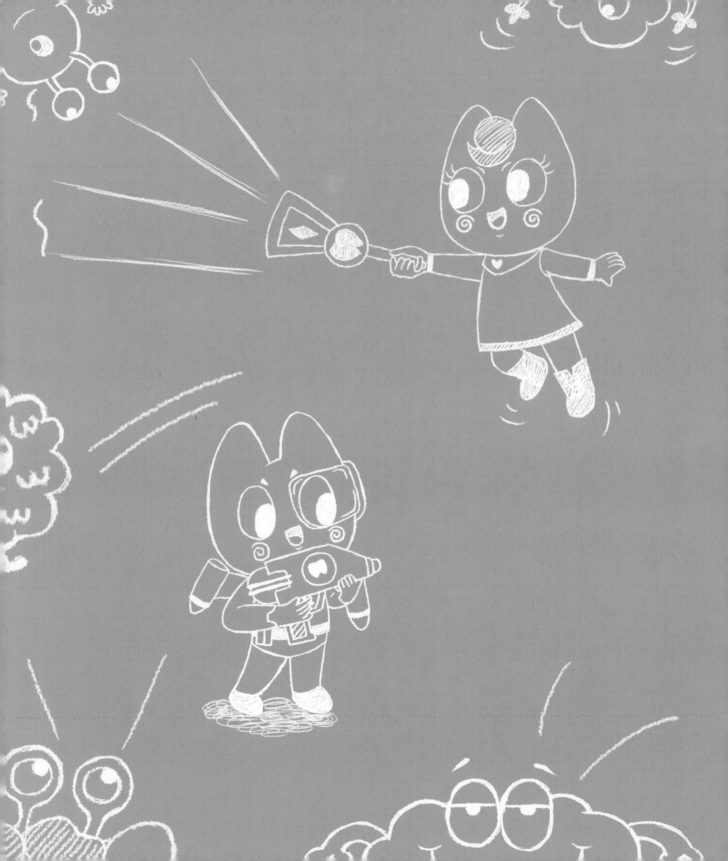